A. Helen Sonia
V. Mahalakshmi
Devi Raman

Livro de mão das nanoesponjas

A. Helen Sonia
V. Mahalakshmi
Devi Raman

Livro de mão das nanoesponjas

ScienciaScripts

Imprint
Any brand names and product names mentioned in this book are subject to trademark, brand or patent protection and are trademarks or registered trademarks of their respective holders. The use of brand names, product names, common names, trade names, product descriptions etc. even without a particular marking in this work is in no way to be construed to mean that such names may be regarded as unrestricted in respect of trademark and brand protection legislation and could thus be used by anyone.

Cover image: www.ingimage.com

This book is a translation from the original published under ISBN 978-620-4-74780-4.

Publisher:
Sciencia Scripts
is a trademark of
Dodo Books Indian Ocean Ltd. and OmniScriptum S.R.L publishing group

120 High Road, East Finchley, London, N2 9ED, United Kingdom
Str. Armeneasca 28/1, office 1, Chisinau MD-2012, Republic of Moldova, Europe
Managing Directors: Ieva Konstantinova, Victoria Ursu
info@omniscriptum.com

Printed at: see last page
ISBN: 978-620-8-55135-3

ÍNDICE:

1. INTRODUÇÃO

A nanotecnologia é potencialmente a mais importante revolução da engenharia desde a era industrial. Até à data, a nanotecnologia resultou em variantes de formulações como nanopartículas, nanocápsulas, nanoesferas, nanossuspensões, nanocristais, nanoeritossomas, etc. A nanotecnologia é definida como a criação e a manipulação de materiais à escala nanométrica para criar produtos com propriedades inovadoras. Nos últimos anos, os nanomateriais estão a ganhar muita atenção. Em 1959, Richard P. Feynman, um físico da Cal Tech, fez uma previsão sobre os nanomateriais. Afirmou que "há muito espaço no fundo" e sugeriu que a redução para o nível nano e o início a partir do fundo era a chave para o futuro avanço da nanotecnologia. Os nanomateriais são definidos como materiais que têm, pelo menos, uma dimensão na gama de 1-100 nm. As nanopartículas têm uma grande variedade de aplicações, tais como materiais biocompatíveis, funcionalização de têxteis, revestimentos contra a radiação UV ou que permitem a degradação microbiana, administração de medicamentos, administração de ADN, imobilização de enzimas, etc. [1].

As nanopartículas estão disponíveis em várias formas, como nanopartículas poliméricas, nanopartículas sólido-lipídicas, nanoemulsões, nanoesponjas, nanotubos de carbono, sistemas micelares, dendrímeros, etc. As nanoesponjas são uma nova classe de estruturas coloidais à base de polímeros hiper-reticulados que consistem em nanopartículas sólidas com cavidades coloidais e nanométricas. Algumas das nanoesponjas mais conhecidas são as nanoesponjas à base de titânio, as partículas de nanoesponja de silício, as nanoesponjas de poliestireno com ligações cruzadas e as nanoesponjas à base de ciclodextrina. As nanoesponjas solubilizam fármacos pouco solúveis em água e proporcionam uma libertação prolongada, bem como melhoram a biodisponibilidade do fármaco, modificando os parâmetros farmacocinéticos dos constituintes activos. As nanoesponjas podem carregar tanto moléculas de fármacos hidrofílicos como hidrofóbicos devido à sua cavidade hidrofóbica interna e à ramificação hidrofílica externa, oferecendo assim uma flexibilidade sem paralelo16. As nanoesponjas possuem uma rede tridimensional ou andaime. Através da reação de poliésteres (ciclodextrinas) com agentes reticulantes adequados, pode obter-se um novo material nanoestruturado, conhecido como nanoesponja. O rácio ciclodextrina/agente reticulante pode variar ao longo do período de preparação, melhorando a capacidade de carga do fármaco e, em última análise, adquirindo um perfil de libertação adaptado. A natureza monomérica altamente porosa das nanoesponjas permite que as moléculas de fármaco se orientem na inclusão e interajam de forma não inclusiva, o que proporciona uma maior carga de fármaco quando comparada com as respectivas moléculas de ciclodextrina de origem. As nanoesponjas são sólidas. Considera-se que são seguras para vias orais e invasivas, pelo que podem servir de veículo inerente para a administração de fármacos. A forma minúscula das nanoesponjas permite a administração pulmonar e venosa de nanoesponjas. Para administração oral, o complexo pode ser disperso numa matriz de excipientes (diluentes, lubrificantes e agentes antiaglomerantes). Para administração parentérica, o complexo pode ser simplesmente transportado em água esterilizada, solução salina ou outras soluções aquosas. Para administração tópica, podem ser eficazmente integrados num hidrogel tópico. As nanoesponjas são um tipo de nanopartículas que encapsulam o medicamento no seu núcleo. Uma nanoesponja pode circular por todo o corpo até atingir o local-alvo específico, aderir à superfície e libertar o medicamento de forma previsível.

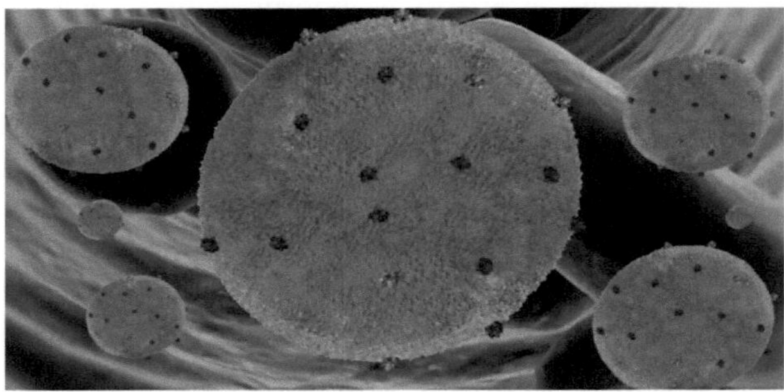

Fig. 1.1. Nanoesponjas

2. CARACTERÍSTICAS IMPORTANTES DAS NANOESPONJAS [2,3,4]:

- As nanoesponjas apresentam uma boa compatibilidade com quase todos os veículos e ingredientes presentes na formulação.
- Estas formulações são auto-esterilizantes, uma vez que o tamanho dos seus poros é de 0,25 µm, onde as bactérias não conseguem entrar e penetrar nas formulações.
- Estas são de fluxo livre e podem ser rentáveis.
- Podem apresentar uma ação de libertação prolongada até 12 horas.
- A elegância do produto e a flexibilidade da formulação podem ser melhoradas: São concebidos para fornecer um ingrediente ativo de forma eficiente a uma dose mínima e também para aumentar a estabilidade, reduzir os efeitos secundários e modificar o perfil de libertação do medicamento.
- Melhoria do controlo da oleosidade, uma vez que pode absorver óleo: Ambos foram originalmente desenvolvidos para a administração tópica de medicamentos, a fim de facilitar a libertação controlada de medicamentos activos na pele para reduzir a exposição sistémica e minimizar as reacções cutâneas locais dos medicamentos activos.
- Tem uma elevada eficiência de aprisionamento dos ingredientes, reduz os efeitos secundários e melhora a estabilidade.
- Tem a flexibilidade necessária para desenvolver novas formas de produtos.

- Melhora a estabilidade térmica, química e física das formulações
- Os sistemas das nanoesponjas são não irritantes, não mutagénicos, não alérgicos, não tóxicos e biodegradáveis.
- Melhoria do desempenho do produto: Ao incorporá-lo no sistema de transporte, é possível aumentar o índice terapêutico e a duração da atividade dos medicamentos.
- De libertação prolongada: São constituídos por uma estrutura não colapsável através da qual os ingredientes activos são libertados de forma controlada e previsível
- As partículas das nanoesponjas são adequadas para transportar substâncias lipofílicas e hidrofílicas e para aumentar a solvência de átomos ineficazmente dissolvíveis em água, provocando uma descarga retardada que aumenta a biodisponibilidade do medicamento e diminui o agravamento e proporciona uma melhor consistência ao doente.
- O medicamento está protegido contra a degradação.

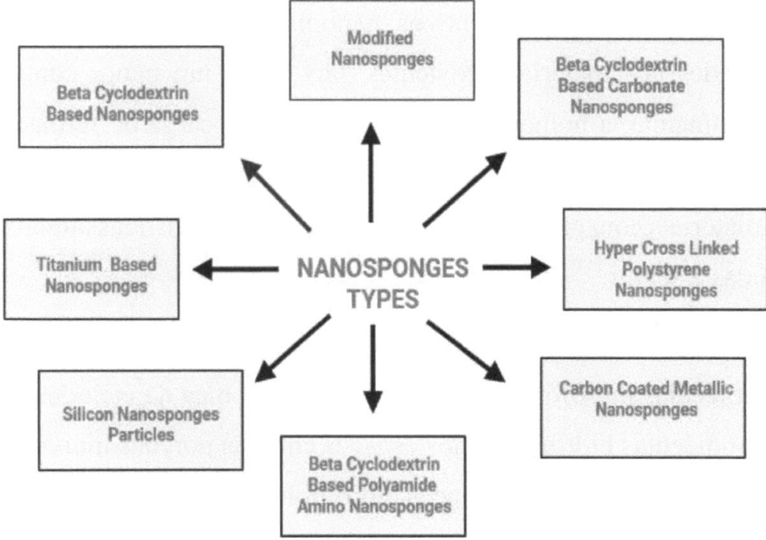

Fig. 2.1. Tipos de nanoesponjas

3. VANTAGENS DAS NANOESPONJAS [5,6]:

A investigação atual sobre novos nanomateriais visa melhorar as propriedades dos materiais existentes, tais como um maior controlo sobre o tamanho, a homogeneidade, uma elevada carga de fármaco e uma libertação previsível/controlada do fármaco. Os NS são vistos como materiais com grande potencial devido às caraterísticas atractivas resumidas a seguir.

- Por serem anfifílicas, as NS podem transportar simultaneamente moléculas hidrofóbicas na cavidade hidrofóbica da ciclodextrina e moléculas hidrofílicas nos espaços entre as porções individuais de ciclodextrina. Os fármacos hidrofóbicos podem ser carregados na estrutura da NS para aumentar consequentemente a sua solubilidade.
- Uma caraterística atractiva é a simplicidade da química das partículas. Os polímeros podem ser reticulados para formar nanoesponjas que servem como locais para o carregamento de fármacos.
- As propriedades superiores dos NS foram atribuídas à "sintonização", ou seja, à capacidade de controlar a estrutura das partículas e de controlar a natureza e o tamanho da abertura. Ao variar a proporção de reticulante para polímero, o grau de reticulação pode ser modulado, o que, em última análise, afecta a carga e a libertação do fármaco.

- Uma das principais vantagens deste sistema é a capacidade de produzir uma libertação previsível/controlada do fármaco.
- As NS podem ser marcadas com ligantes específicos para atingir as células doentes, obtendo assim uma maior eficácia e reduzindo os efeitos secundários, diminuindo a dose e a frequência de dosagem e, por sua vez, aumentando a adesão dos doentes.

4. DESVANTAGEM DAS NANOESPONJAS [7,8]:

- **Preocupações com a toxicidade:** A utilização de nanoesponjas em aplicações biomédicas suscita preocupações quanto à sua potencial toxicidade e biocompatibilidade.
- **Problemas de escalabilidade:** Atualmente, a produção em larga escala de nanoesponjas é um desafio devido às dificuldades em manter o tamanho, a forma e as propriedades uniformes.
- **Custo elevado:** A produção de nanoesponjas envolve processos complexos e materiais caros, o que as torna dispendiosas.
- **Estabilidade limitada:** As nanoesponjas podem ser propensas a degradação ou agregação, o que pode afetar o seu desempenho e prazo de validade.
- **Dificuldade em atingir locais específicos:** As nanoesponjas podem ter dificuldade em atingir locais ou células específicos do corpo, o que pode levar a uma eficácia reduzida.
- **Potencial de resposta imunitária:** A introdução de nanoesponjas no corpo pode desencadear uma resposta imunitária, que pode levar a inflamação e outros efeitos adversos.
- **Conhecimento limitado dos efeitos a longo prazo:** Os efeitos a longo prazo da utilização de nanoesponjas em aplicações biomédicas ainda não são totalmente conhecidos.
- **Desafios regulamentares:** O desenvolvimento e a comercialização de produtos à base de nanoesponjas enfrentam desafios regulamentares devido à falta de diretrizes e normas claras.

- **Dificuldade de caraterização:** A caraterização das nanoesponjas pode ser um desafio devido ao seu pequeno tamanho e estrutura complexa.
- **Preocupações ambientais:** O potencial impacto ambiental das nanoesponjas, incluindo o seu destino e transporte no ambiente, ainda não é totalmente conhecido.

5. PREPARAÇÃO DE NANOESPONJAS [9,10]:

As nanoesponjas são preparadas por vários métodos, como se segue,

- Método β-CD com ligações hipercruzadas

a) Método de fusão

b) Método do solvente

- Método de difusão em quase emulsão
- Método de emulsão com solvente
- Nanoesponjas de síntese assistida por ultra-sons
- Método de evaporação do solvente
- Electrofiação de bolhas
- Síntese por utilização de radiação de micro-ondas
- Software utilizado na formulação.

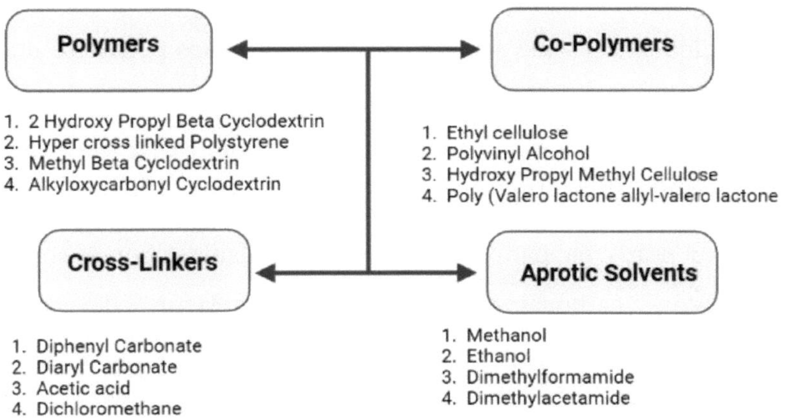

Fig. 5. A. Componentes utilizados na preparação da nanoesponja

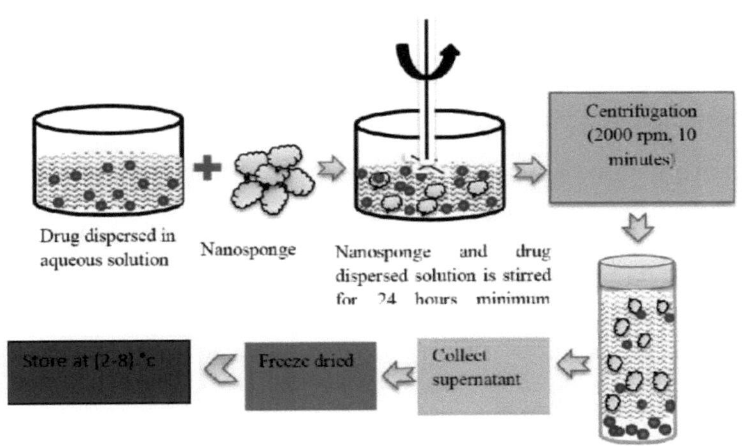

Fig. 5.B. Preparação da nanoesponja

5.1. Método de ligação β-CD hipercruzada:

A β-ciclodextrina, que actua como material nanos poroso, é utilizada para preparar nanoesponjas que funcionam como transportadores de medicamentos. Devido a estas redes tridimensionais, forma-se uma estrutura aproximadamente esférica do tamanho de uma proteína com canais e poros na parte interna. Os reticulantes, por exemplo, di-isocianatos, carbonatos de diarilo, diimidazóis de carbonilo, dianidridos carboxílicos corrosivos e 2, 2-bis (acrilamida) corrosivo acético. E assim por diante foram respondidos com ciclodextrina. As nanoesponjas podem ser incorporadas em estruturas imparciais ou ácidas, dependendo do especialista utilizado como reticulador. Para fixar moléculas diferentes, é possível controlar a carga superficial, a densidade, a porosidade e o tamanho dos poros das nanoesponjas. As nanoesponjas podem ser sintetizadas em formas neutras ou ácidas, dependendo, por sua vez, do agente utilizado como reticulador. Podem ser selecionadas fracções de diâmetro inferior a 500 nm, mas o diâmetro médio das NS é inferior a 1 µm. Vários tipos de moléculas podem ser encapsulados por nanoesponjas, formando complexos de inclusão e não-inclusão [11].

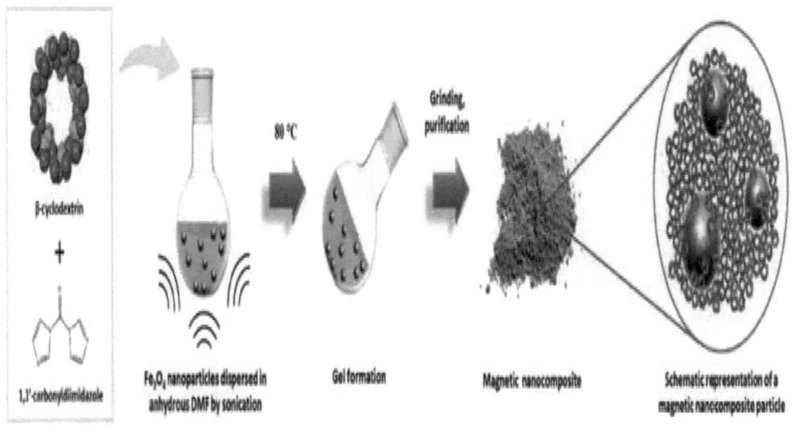

Fig. 5.1. **Método de β-CD com ligações hipercruzadas:**

As nanoesponjas com ligações β-CD hipercruzadas podem ser divididas da seguinte forma

a) Método de fusão:

No método de fusão, o reticulador é fundido juntamente com as β-CDs. O resto das fixações são finamente homogeneizadas e colocadas num frasco de 250 ml aquecido a 100 °C e a reação decorre durante 5 horas sob agitação magnética atraente. A mistura reacional é deixada arrefecer e o produto obtido é decomposto, seguido de lavagens repetidas com solventes adequados para remover os excipientes e subprodutos que não reagiram[12].

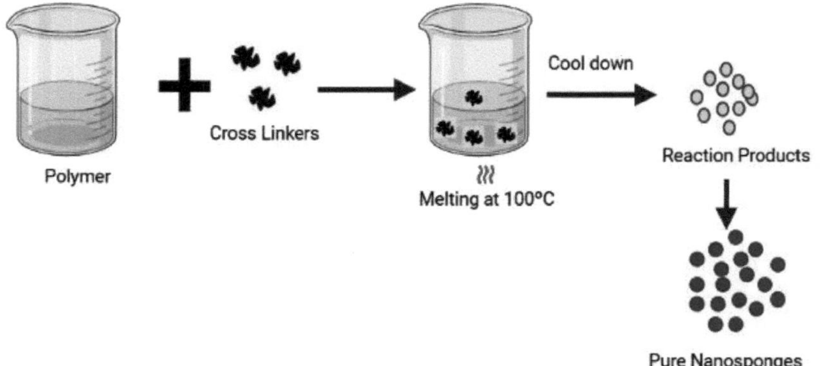

Fig. 5.1. a) Método de fusão

b) Método do solvente:

Neste método, o reticulante é solubilizado em solventes como a dimetilformamida ou o dimetilsulfóxido (DMF/DMSO), sendo eliminada a etapa de fusão. Em particular, é geralmente utilizado um solvente polar aprótico para misturar com o polímero, seguido da adição desta mistura a uma quantidade excessiva do reticulante. A otimização do processo é realizada através da variação da razão molar reticulante/polímero. A reação é realizada a temperaturas que variam entre 10 °C e a temperatura de refluxo do solvente, durante 1 a 48 horas. Os compostos carbonílicos, como o carbonato de difenilo (DPC), o carbonato de dimetilo (DMC) ou o diimidazol carbonílico (CDI), são os reticuladores necessários para a reação. O produto é obtido pela adição da resposta arrefecida a uma superabundância expansiva de água destilada. O produto é recuperado por filtração sob vácuo e, além disso, é lavado por extração diferida em Soxhlet[13,14].

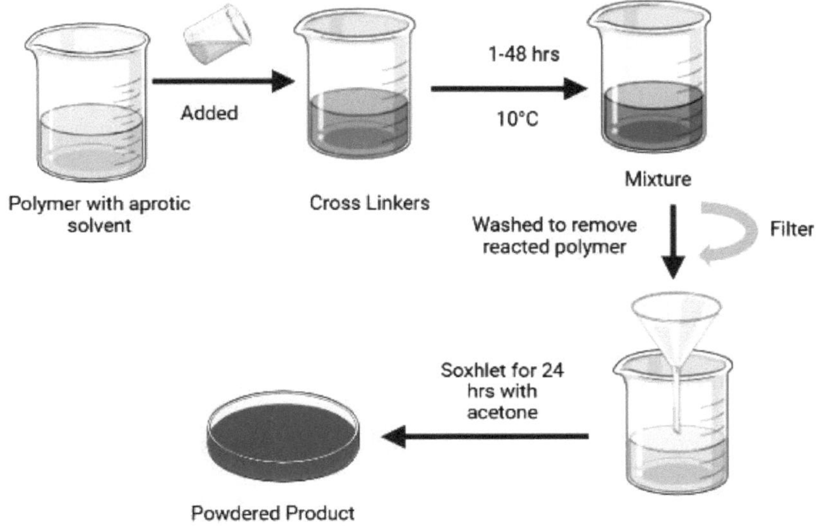

Fig. 5.1. b) Método do solvente

ii) Método de difusão em quase-emulsão:

As nanoesponjas são preparadas utilizando o polímero em diferentes quantidades. O Eudragit RS 100 é adicionado com um solvente adequado para preparar a fase interna. Um fármaco utilizado foi fornecido com uma solução e dissolvido sob ultra-sonicação a 35°c. Esta fase interna adicionada à fase externa contendo PVA actua como um agente emulsionante. A mistura é agitada a 1000-2000 rpm durante 3 horas à temperatura ambiente e seca num forno aquecido ao ar a 40°C durante 12 horas [15,16].

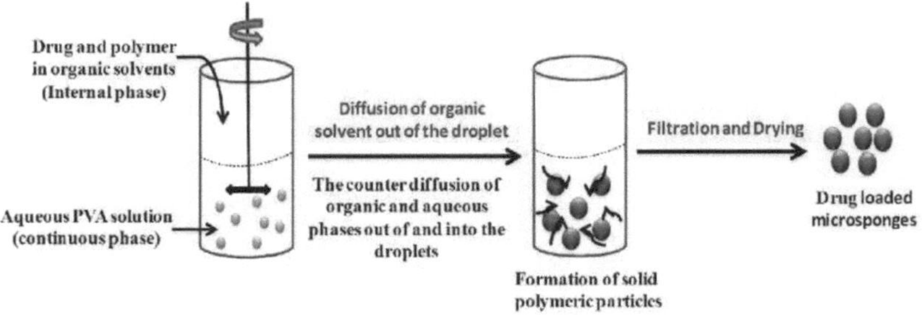

Fig. 5.1. ii) Método de difusão em quase-emulsão

d) Método da emulsão de solventes:

Este método utiliza duas fases em proporções diferentes de orgânico e aquoso (etilcelulose e álcool polivinílico). A fase dispersa deve ser dissolvida em diclorometano (20 ml), que contém etilcelulose, fármaco e uma quantidade definida de álcool polivinílico, e adicionada a 150 ml de fase contínua aquosa. Em seguida, a mistura é agitada corretamente a 1000 rpm durante 2 horas]. As nanoesponjas necessárias foram recolhidas por filtração e mantidas para secagem numa estufa a 40°c durante 24 horas. As nanoesponjas secas foram armazenadas num exsicador e certificou-se de que não havia solvente residual presente [17,18].

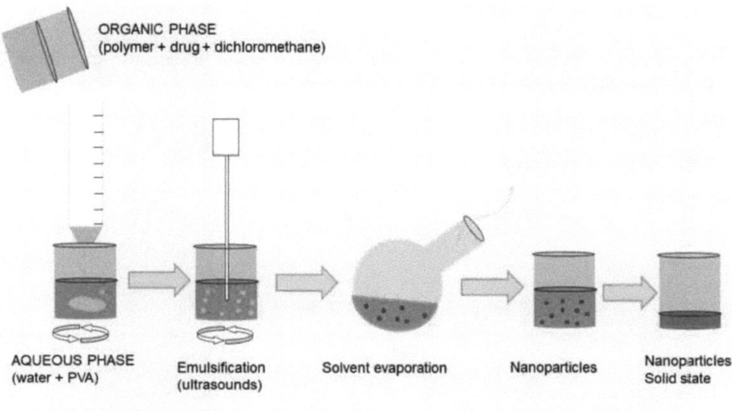

Fig. 5.1. iii) Método da emulsão com solvente

iv) Síntese de nanoesponjas assistida por ultra-sons:

Neste método, na ausência de solvente, os polímeros com reticulante são sonicados e são utilizados para formular nanoesponjas. As nanoesponjas obtidas por este método terão um tamanho uniforme e uma forma esférica. Misturar o polímero e o reticulante numa determinada proporção molar num frasco. Colocar o frasco num banho de ultra-sons cheio de água e aquecê-lo a 90^0C. Sonicar a mistura durante 5 horas, depois deixar arrefecer a mistura e partir o produto grosseiramente. Lavar o produto com água para remover o polímero que não reagiu e purificar por extração soxhlet prolongada com etanol. Secar o produto final sob vácuo e armazená-lo a 25^0 C até nova utilização [19,20,21].

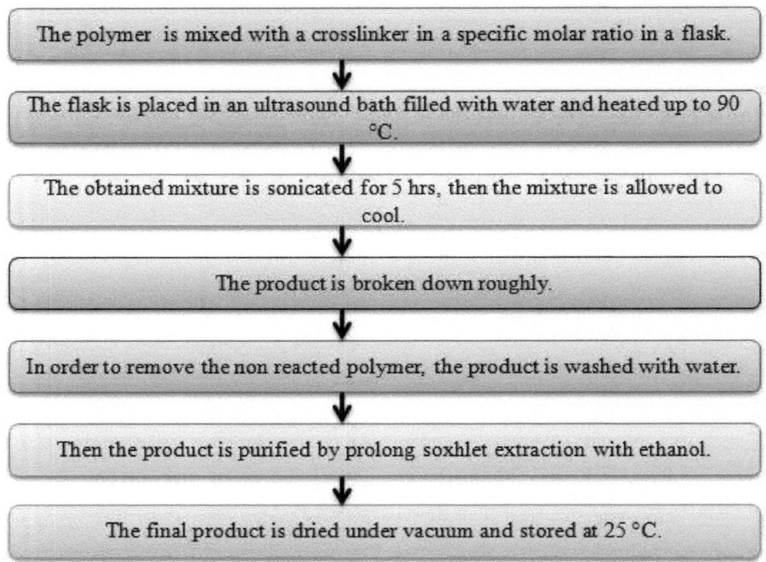

Fig. 5.1. iv) Representação esquemática da síntese assistida por ultra-sons.

v) Método de evaporação do solvente:

A NS pode ser formada utilizando etilcelulose (EC) e álcool polivinílico (PVA). Neste caso, o diclorometano, um solvente orgânico, foi utilizado para dissolver a fase dispersa EC e, em seguida, foi completamente misturado com a solução aquosa de PVA, a fase aquosa contínua. A reação é então continuada através de mistura magnética durante 5 horas. Finalmente, após filtração, o produto foi seco durante 24 horas a 40°C numa estufa [22,23].

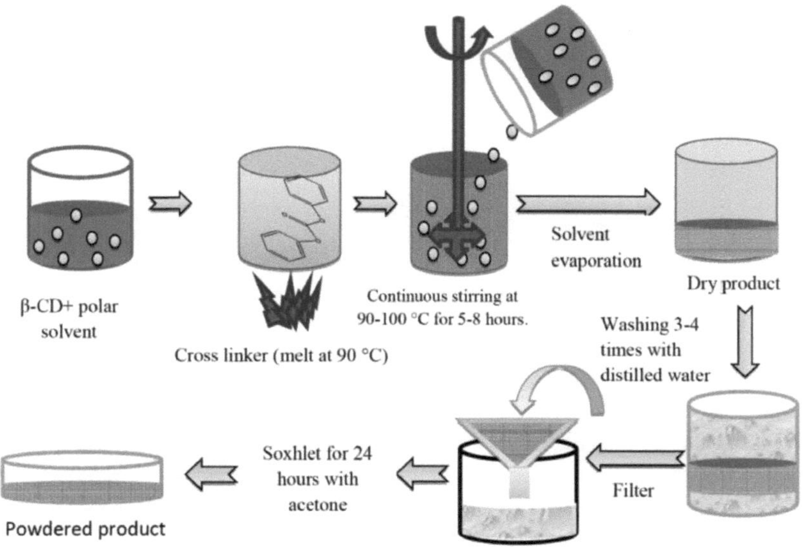

Fig. 5.1. v) Método de evaporação do solvente

vi)Electrofiação de bolhas:

Uma seringa, uma bomba de seringa, uma fonte de alimentação de alta tensão e um coletor ligado à terra são os principais componentes de uma configuração padrão de electrospinning, tal como descrito em vários trabalhos da literatura. No entanto, o número de nanofibras produzidas é uma das principais restrições que limitam a sua aplicabilidade. O PVA também pode ser utilizado como polímero na técnica de electrospinning de bolhas. A solução de polímero (10 %) foi organizada através da adição de água destilada, sendo depois agitada a 80-90 °C durante duas horas para produzir uma mistura monofásica. A solução de polímero foi então deixada arrefecer antes de produzir fibras NS [24,25].

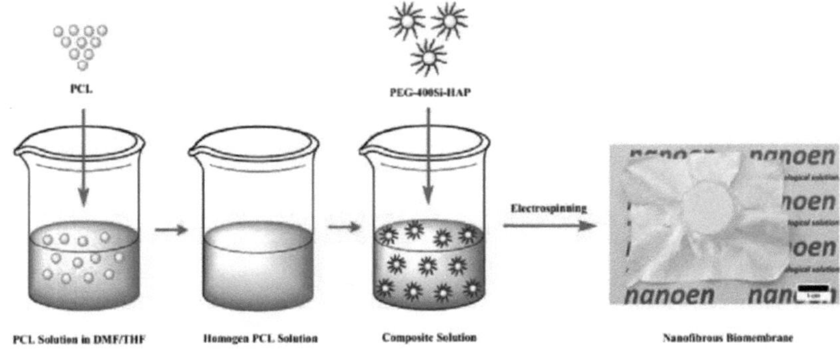

Fig. 5.1. vi) Electrofiação de bolhas

vii) Síntese por utilização de radiação de micro-ondas:

Em comparação com as nanopartículas fabricadas tradicionalmente, a capacidade de carga da ciclodextrina NS fabricada com assistência de micro-ondas foi duplicada. Este grupo descreveu a utilização da tecnologia de micro-ondas como uma abordagem muito eficaz, direta, repetível, escalável e acessível para criar NS de ciclodextrina num curto espaço de tempo. Zainuddin et al. desenvolveram uma abordagem mediada por micro-ondas para criar NS de ciclodextrina para aumentar a biodisponibilidade do cloridrato de rilpivirina. Este grupo optimizou o volume do solvente, o reticulante e a relação polímero/potência de watt, utilizando o DPC como reticulante. Na investigação, foi desenvolvida uma CD NS paracristalina, que aumentou significativamente a biodisponibilidade oral do medicamento cloridrato de rilpivirina. Esta abordagem de síntese por irradiação de micro-ondas para NS à base de CD acelera drasticamente o tempo de resposta. A cristalinidade destes NS é excelente. Em comparação com os métodos de aquecimento convencionais, a síntese por micro-ondas de NS produziu uma distribuição consistente do tamanho das partículas e uma cristalinidade uniforme, reduzindo o tempo de reação em quatro vezes. Singireddy et al. testaram as vantagens da técnica de aquecimento assistido por micro-ondas em relação ao aquecimento convencional ao sintetizar NSs à base de CD. Os resultados demonstraram que a capacidade do fármaco modelo para reter fármacos foi duplicada por NSs produzidos com assistência de micro-ondas. Os NSs produzidos através da síntese por micro-ondas têm um elevado nível de complexidade, uma distribuição de tamanho limitada e um elevado grau de cristalinidade. No aquecimento assistido por micro-ondas, as durações das reacções foram drasticamente reduzidas e os produtos da reação foram significativamente melhorados. A utilização da irradiação por micro-ondas para a síntese tem a vantagem de fornecer com precisão energia direta às moléculas visadas. Assim, o impacto real é visível à medida que a reação progride [26,27].

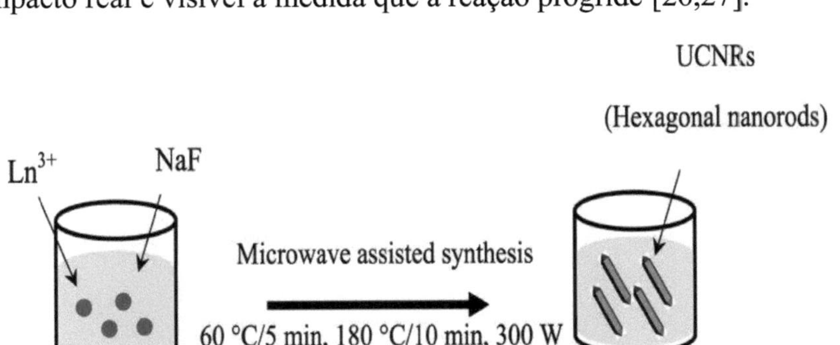

Fig. 5.1. vi) Síntese por utilização de radiação micro-ondas

viii)**Software utilizado na formulação:**

O Design-Expert 6.0.6 para a conceção de experiências (DoE) pode servir uma variedade de necessidades dos químicos experimentais, desde o rastreio à modelização e otimização. A conceção estatística Box Behnken é um método eficiente para otimizar um sistema num curto espaço de tempo. O desenho de Box-Behnken (BBD) foi utilizado para otimizar as nanopartículas de quitosano-CMI decoradas com mesalamina, utilizando o software Design Expert Versão 11.1.0.1 (Stat-Ease Inc., EUA). Foram utilizados vários parâmetros estatísticos, como o valor de probabilidade (valor p), o coeficiente de regressão (valor R2), o valor do modelo Fisher (valor F) e o valor F de falta de ajuste, para adaptar as respostas ao modelo matemático adequado desenvolvido pelo projeto. Para além do modelo de melhor ajuste, foram desenvolvidas equações de resposta polinomiais quadráticas com factores-chave e factores de interação. A adequação e a validade do modelo apresentado foram avaliadas utilizando ANOVA. A formulação óptima foi escolhida com base na desejabilidade das variáveis de resposta e foi testada fisioquimicamente, in vitro e ex vivo [28,29,30].

6. COMPOSIÇÃO E ESTRUTURA DAS NANOESPONJAS:

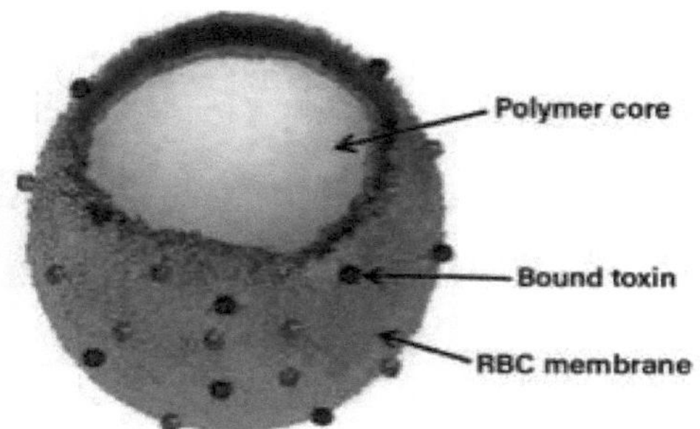

Fig.6.1. Estrutura de uma nanoesponja que mostra uma cavidade para o carregamento do fármaco.

As nanoesponjas são estruturas complexas. São construídas a partir de moléculas lineares longas que são dobradas por ligações cruzadas numa estrutura mais ou menos esférica, mais ou menos do tamanho de uma proteína. As nanoesponjas são constituídas principalmente por três componentes. São eles,

A. Polímero

B. Agente de reticulação

C. Substância medicamentosa

A. Polímero:

O tipo de polímero utilizado desempenha um papel importante na formulação da NS, que pode influenciar a formação, bem como o desempenho da cavidade Sathe da nanoesponja deve ser adequado para acomodar uma molécula de fármaco de um determinado tamanho para formar uma formação complexa. A capacidade de reticulação do polímero depende dos grupos funcionais e dos grupos activos a serem substituídos. A seleção do polímero depende da libertação pretendida e do fármaco a incluir. Os polímeros podem ser utilizados para envolver o fármaco ou para interagir com a substância medicamentosa. O polímero deve ter a propriedade de se ligar aos ligandos específicos para uma libertação orientada do fármaco [31].

B. Agente de reticulação:

A seleção dos agentes de reticulação depende da estrutura do polímero e do fármaco a ser formulado. A lista de polímeros e agentes de reticulação utilizados para a síntese de nanoesponjas é apresentada na Tabela 1.1

Quadro 1.1 Lista de polímeros e agentes reticulantes

Polímeros	**Co-polímeros**	**Cross-linkers**
Poliestereno com ligações hipercruzadas e seus derivados. • Metil β-CD • Alquiloxi carbonilo CD	Poli (valero lactona alil valerol acetona)	Diclorometano

• 2- Hidroxi propil β-CD • 2- propil β-CD		
2- propil β-CD	Poli (Valero acetona alil valerol acetona oxepanediona)	Carbonato de di-fenilo
		Acrilamida
Polímero acrílico	PVA	Glutaraldeído
		Dianidrido de ácido carboxílico
		Di-imidazol carbonílico
		Carbonato de diarilo
		Epicloridrina

C. Substância medicamentosa:

As moléculas de fármaco devem ser facilmente miscíveis ou podem ser tornadas miscíveis através da adição de água ou solvente. São inertes para os monómeros e não devem aumentar a viscosidade da mistura durante a formulação. A água é imiscível ou quase só ligeiramente solúvel.

7. FACTORES QUE AFECTAM A FORMULAÇÃO DE NANOESPONJAS [32]:

Alguns factores que influenciam a formulação das nanoesponjas são os seguintes

- Tipo de medicamento
- Tipo de polímero
- Temperatura

i. **Tipo de medicamento:**

As moléculas de fármacos a complexar com nanoesponjas devem ter determinadas caraterísticas:

1. A solubilidade em água é inferior a 10 mg/ml. (Os medicamentos da classe II da BCS são os mais utilizados)

2. Massa molecular entre 100 e 400 gm/mole.

3. A estrutura da molécula do fármaco não deve conter mais de cinco anéis condensados.

4. O ponto de fusão do medicamento deve ser inferior a 250^0 C.

ii. **Tipo de polímero:**

O polímero utilizado na formulação pode afetar a formação e o desempenho das nanoesponjas. O tamanho da cavidade da nanoesponja deve ser adequado para acomodar uma molécula de fármaco de um determinado tamanho para a complexação. A hidroxipropill β-ciclodextrina possui uma boa afinidade para formar complexos de inclusão em comparação com outras.

iii. **Temperatura:**

A variação da temperatura pode afetar a formação de nanoesponjas. Um aumento da temperatura diminui a magnitude da constante de estabilidade aparente do complexo fármaco/nanoesponja, o que pode dever-se a uma possível redução das forças de interação fármaco/nanoesponja, com um aumento da temperatura.

8. APLICAÇÃO DE NANOESPONJAS:

As NS estão a ser estudadas como potenciais sistemas de administração de medicamentos para o tratamento de doenças infecciosas e cancerígenas. As NS podem transportar milhares de moléculas de medicamentos, apesar de terem um terço do tamanho dos glóbulos vermelhos. Podem esconder-se no sistema imunitário, que utiliza células imunitárias para desafiar e eliminar substâncias estranhas ao organismo. É impossível distinguir as partículas revestidas por membrana dos glóbulos vermelhos em movimento. Além disso, os glóbulos brancos ou as partículas revestidas por membrana dos leucócitos em circulação resistem aos ataques dos macrófagos. As dificuldades farmacocinéticas, a baixa solubilidade em água e a biodisponibilidade inadequada são os três principais desafios das entidades químicas recentemente criadas. Quando se utilizam as formas de dosagem normais dos medicamentos, estas causam problemas. Devido à sua capacidade especial de reter fármacos hidrofílicos e hidrofóbicos e de os libertar de forma estritamente controlada, os NS podem resolver estes desafios. A tecnologia NS em diferentes métodos de administração de medicamentos está a ser ativamente investigada. Os potenciais candidatos incluem fármacos antineoplásicos, proteínas e péptidos, óleos voláteis e materiais genéticos. Estes minúsculos NS viajam por todo o corpo até atingirem o ponto adequado, no qual se ligam à superfície visada e libertam lentamente os fármacos de forma controlada e sustentada. O fígado, o baço e os pulmões são potenciais locais-alvo para este tipo de administração de medicamentos. A NS é versátil e biocompatível, com várias aplicações na indústria farmacêutica. Serve como excipiente no fabrico de formas de dosagem tópica, suspensões e sólidos, dispersões, pellets, grânulos, comprimidos e cápsulas. Os medicamentos que são capturados em NS. Pode servir como um transportador multifuncional para uma melhor apresentação do produto, elegância, libertação prolongada do fármaco e melhor estabilidade térmica, física e química do produto. A seguinte utilização de NS exemplifica a versatilidade da NS.

8.1. Sistema de distribuição sustentada:

A reticulação de β-ciclodextrinas com dianidrido piromelítico, seguida da formação da NS de insulina, foi uma abordagem descendente para a sua formação. A libertação in vitro de insulina foi mínima a um pH estomacal inferior a (2%), mas manteve-se a um pH intestinal, demonstrando a sensibilidade da NS ao pH. A título de exemplo, a libertação estável de glipizida a partir de NS (99,71%) após 12 horas. O medicamento antiviral aciclovir é frequentemente prescrito para infecções pelo vírus herpes simplex. O aciclovir pode fornecer as concentrações corretas do medicamento às áreas-alvo através da administração parentérica ou oral. Devido à absorção lenta e incompleta do aciclovir, a biodisponibilidade é baixa quando este é absorvido no trato gastrointestinal. Assim, a libertação sustentada é preferida sob a forma de NS, o que significa que o aciclovir é alojado nos poros das nanoestruturas. Inicialmente, o efeito de rebentamento não foi detectado na formulação, o que prova que o fármaco foi fortemente adsorvido nas superfícies das NS.

8.2. Aumento da solubilidade:

Os fármacos antifúngicos, como o itraconazol, são classificados como fármacos da classe II da classificação BCS, com uma taxa de dissolução limitada a uma biodisponibilidade fraca. A formulação NS de um determinado fármaco aumenta a solubilidade em mais de 27 vezes. O copolividonum foi incorporado na formulação do NS como adjuvante, e esta aumentou 55 vezes. Ao ocultar eficazmente os grupos hidrofóbicos, melhorando as propriedades molhantes do fármaco, e também ao reduzir a sua cristalinidade, a solubilidade do fármaco foi melhorada. A natureza do NS era incluir fármacos lipofílicos (dexametasona ou flurbiprofeno) ou hidrofílicos (doxorrubicina) e ter uma boa capacidade de solubilização. Aumentaram significativamente a solubilidade e a taxa de dissolução do fármaco.

8.3. Administração de medicamentos:

A forma esférica das NS pode ser produzida numa variedade de formas de dosagem, incluindo tópica, parentérica, aerossol, comprimidos e cápsulas. As NS são partículas nanométricas de vírus. Um medicamento anti-hipertensivo da classe II da BCS com uma taxa de dissolução de biodisponibilidade restrita é o telmisartan (TEL). Utilizando ligações de carbonato para reticulação de β-CD, foram criadas NSs de TEL β-CD. O NS e o TEL foram integrados. Como o β-CD NS complexado com TEL foi comparado com TEL em branco, os complexos NS de TEL em termos da sua solubilidade total e experiências de dissolução in vitro. Utilizando ligações de carbonato para reticulação de β-CD, foram criados TEL β-CD NS. O NS e o TEL foram integrados. O complexo β-CD de TEL foi comparado com os complexos TEL simples e NS de TEL em termos da sua solubilidade total e de experiências de dissolução in vitro. Foi registado que a solubilidade do TEL no complexo de fármacos foi melhorada 8,53 vezes em água destilada. Além disso, melhorou 4,66 vezes em tampão fosfato pH 6,8 e 3,35 vezes em HCl 1 mole. A solubilidade mais potente e a libertação do fármaco in vitro são demonstradas por TELNS com NaHCO3Paclitaxel, um fármaco anticancerígeno com fraca solubilidade em água. Para aumentar a solubilidade do paclitaxel, a formulação tradicional em EL cromóforo foi substituída pela técnica de NSs à base de β-CD, uma vez que o cromóforo reduz a capacidade de penetração do paclitaxel nos tecidos. As NS aumentaram consideravelmente o efeito farmacológico do fármaco paclitaxel, não só aumentaram muito a citotoxicidade, como também a concentração intracelular de paclitaxel aumentou consideravelmente quando associadas ao paclitaxel simples após 72 horas de incubação. O α-CD natural, o β-CD e o 'ϒ-CD não são afectados pela hidrólise não enzimática mais do que os oligossacáridos lineares. As amilases salivares e pancreáticas humanas não hidrolisam o α-CD e oγ -CD. Devido a esta caraterística, os conjugados de medicamentos de ciclodextrina comportam-se da mesma forma no trato gastrointestinal superior e no cólon. Um grande número de micróbios, especialmente bactérias, decompõe a CD em pequenos sacarídeos através da fermentação, resultando numa rápida libertação do fármaco. O medicamento antifúngico nitrato de econazol, que se apresenta em várias formas de dosagem, como creme, pomada, loção e solução, é aplicado topicamente para tratar os sintomas de doenças da pele, como candidíase superficial, dermatofitose e outras infecções cutâneas. Quando aplicado na pele, a adsorção do nitrato de econazol é mínima, pelo que deve ser adicionada uma substância ativa em grande concentração para que a terapia seja eficaz. Para criar depósitos locais para a libertação sustentada de fármacos, o nitrato de econazol NS foi criado utilizando a técnica de difusão de solventes em emulsão e carregado em NS no hidrogel. A NS à base de β-CD é um nanocarreador eficiente para a libertação de tamoxifeno no tratamento do cancro.

8.4. Fornecimento de proteínas:

O desenvolvimento efetivo de medicamentos, especialmente os macromoleculares como as proteínas, depende da estabilidade a longo prazo. No entanto, durante a liofilização, as proteínas podem desnaturar irreversivelmente (ou mesmo permanentemente) e assumir conformações que são significativamente diferentes das anteriores [33]. A integridade da estrutura original da proteína durante todo o processo de preparação e armazenamento duradouro é, portanto, um desafio significativo na criação de formulações proteicas. A formação da poli(amidoamina) NS expansível à base de ciclodextrina foi conseguida através da reticulação a longo prazo de β-CD com ácido 2,2-bisacrilamidoacético ou uma cadeia curta de poliamido-amina produzida a partir de ácido 2,2-bisacrilamidoacético e 2-metil piperazina, respetivamente [34]. A β-CD poli(amidoamina) NS desenvolvida demonstrou ser estável a 300 °C e ter uma boa capacidade de complexação de proteínas.

8.5. Imobilização de enzimas:

Para as lipases, a questão da imobilização da enzima é particularmente importante porque aumenta a sua estabilidade e controla aspectos como a enantioselectividade e as velocidades de reação. Consequentemente, era necessário um novo suporte sólido para que uma família adequada de enzimas pudesse crescer constantemente [35]. O elevado desempenho catalítico da lipase fluorescente de Pseudomonas adsorvida num novo tipo de nanoesponja à base de ciclodextrina.

8.6. Veículo de distribuição de gás:

Os gases são cruciais para o diagnóstico e tratamento de condições médicas. Muitas doenças, incluindo o cancro e a inflamação, estão relacionadas com a falta de uma fonte adequada de oxigénio. Esta condição é designada por hipoxia. Uma vez que os métodos de administração de oxigénio para aplicações tópicas podem armazenar e libertar oxigénio lentamente durante períodos prolongados, a administração de oxigénio na forma e dose adequadas na prática clínica é uma abordagem difícil [36]. Para fornecer oxigénio por via tópica,

Cavalli et al. criaram formulações para nanoesponjas que podem armazenar e libertar oxigénio gradualmente ao longo do tempo.

8.7.Agente de proteção contra a luz ou a deterioração:

Uma combinação de ésteres de ácido ferúlico conhecida como gama-orizanol ganhou recentemente muita atenção devido ao seu potencial como antioxidante natural. É normalmente utilizado para estabilizar matérias-primas alimentares e farmacêuticas, bem como protectores solares na indústria cosmética. Devido à sua elevada instabilidade e fotodegradação, a sua aplicabilidade é limitada. O gama-orizanol NS tem uma excelente defesa contra a fotodegradação [37]. O NS carregado com gama-orizanol foi utilizado para criar um gel e uma emulsão O/W.

8.8.Inibição do SARS-CoV-2:

A NS permite a utilização de nanomateriais biocompatíveis para tratar e prevenir várias doenças graves como a SARS, a Covid-19 e o vírus zika. A síndrome respiratória aguda grave é causada pela glicoproteína spike, que é uma proteína "S" (SARS-CoV-2) do vírus, que medeia a interação e a entrada celular . Interage com os receptores da enzima conversora de angiotensina humana, bem como com glicosaminoglicanos como a heparina [38]. As NS que contêm ACE2 foram fabricadas utilizando núcleos poliméricos envoltos em membranas plasmáticas fabricadas a partir de células epiteliais pulmonares humanas do tipo II ou de macrófagos. Para capturar e neutralizar o SARSCoV-2 através de receptores celulares naturais, as nanopartículas revestidas por membranas celulares (NS celulares) imitam as células hospedeiras. Isto resulta numa abordagem antiviral abrangente.

8.9 Ferramenta de diagnóstico:

São produzidos numerosos artigos de diagnóstico, utilizando frequentemente β-CD. Os NS de CD são a melhor opção devido à sua excelente biocompatibilidade, circulação sanguínea prolongada, distribuição homogénea e uniforme do tamanho para permeabilidade e simplicidade de acesso ao alvo.

8.10.Cosméticos:

No sector dos cosméticos, os NS são utilizados de várias formas. Os NSs oferecem um bom nível de proteção para componentes cosméticos fotossensíveis [39]. Podem abrandar e prolongar o tempo de libertação dos óleos voláteis. A transpiração também produz um odor corporal desagradável que pode ser absorvido. Pode remover suavemente os compostos voláteis, dando aos cosméticos orais uma sensação de frescura duradoura. Também pode ser utilizado para proporcionar um efeito duradouro em produtos como rouge e batons.

8.11.Aplicação tópica:

O sistema de libertação de nanoesponjas é uma tecnologia única para a libertação controlada de agentes tópicos com libertação prolongada de fármacos e retenção da forma do fármaco na pele. Os produtos dermatológicos e de cuidados pessoais convencionais fornecem normalmente ingredientes activos em concentrações relativamente elevadas, mas com uma curta duração de ação. Este facto pode levar a um ciclo de sobre-medicação a curto prazo seguido de sub-medicação a longo prazo [40]. Podem ocorrer erupções cutâneas ou efeitos secundários mais graves quando os ingredientes activos penetram na pele. Em contrapartida, esta tecnologia permite uma taxa de libertação uniforme e sustentada e reduz a irritação, mantendo a eficácia. Uma grande variedade de substâncias pode ser incorporada num produto formulado, como gel, loção, creme, pomada e pó.

8.12. Administração oral de medicamentos:

A administração oral de fármacos utilizando polímeros bioerodíveis, especialmente para sistemas de administração no cólon, permite reduzir a toxicidade e melhorar a adesão dos doentes ao fornecer um sistema de administração de fármacos específico e prolongar o intervalo de dosagem[41]. Os estudos moleculares incluem o itraconazol, o flurbiprofeno, a dexametasona, o danazol, a carbamazepina e a oxicarbamazipina. Estes são fármacos da classe 2 da BCS com baixa solubilidade e uma taxa de dissolução limitada a uma biodisponibilidade fraca. No entanto, quando formulados com nanoesponjas, demonstram uma maior eficiência de solubilização, com as caraterísticas desejadas de libertação do fármaco.

8.13. Terapia do cancro

O medicamento anticancerígeno pode ser encapsulado em nanoesponjas. O sistema de administração de fármacos através de nanoesponjas é três a cinco vezes mais eficaz do que a injeção direta. Neste caso, as nanoesponjas são fixadas às células tumorais ou sugadas pelas células [42]. O descarregamento do seu conteúdo mortal é efectuado de forma controlada. A administração de fármacos com objectivos específicos proporciona um tratamento mais benéfico e eficaz com a mesma dose e menos efeitos secundários. Os medicamentos atualmente utilizados como agentes anticancerígenos são o paclitaxel, a camptotecina, etc.

8.14. Aplicação antiviral:

Alguns agentes antivíricos podem ser administrados aos doentes através da formação de um sistema de nanocarreadores, o que ajuda a aumentar a eficácia em comparação com outras formulações [43]. Este nanocarreador é utilizado para atacar os vírus que infectam as ITR, como o vírus sincicial respiratório, o vírus da gripe e o rinovírus. Os medicamentos utilizados como sistemas de nanodispersão são a zidovudina, o saquinavir, o interferão-a e o aciclovir. Podem também ser utilizados para o VIH e o VHB.

9. CARACTERIZAÇÃO FÍSICO-QUÍMICA E PARÂMETRO DE AVALIAÇÃO DE NANOESPONJAS:

As nanoesponjas são caracterizadas e avaliadas por vários parâmetros, como se segue

- Determinação da eficiência de carga e do rendimento da produção.
- Porosidade
- Inchaço e absorção de água
- Resiliência (propriedades viscoelásticas)
- Estudos de permeação
- Determinação do tamanho das partículas
- Índice de polidispersibilidade (PDI)
- Estudos de microscopia
- Potencial zeta
- Estudos de compatibilidade
- Estudos de solubilidade
- Método termo-analítico
- Estudo de estabilidade acelerada

10. CARACTERIZAÇÃO DE NANOESPONJAS CARREGADAS COM FÁRMACOS:

1. Caraterísticas do pó das nanoesponjas:

Densidade a granel:

Uma quantidade de nanoesponjas pesada com exatidão foi cuidadosamente vertida para uma proveta graduada. Depois de verter as nanoesponjas para a proveta graduada, o leito de nanoesponjas foi uniformizado sem perturbações. Em seguida, o volume foi medido diretamente a partir das marcas de graduação como ml no cilindro [44]. O volume medido foi designado por volume total e a densidade total foi calculada de acordo com a fórmula.

$$\text{Densidade aparente} = \frac{\text{Massa da amostra em gm}}{\text{O volume ocupado pela amostra}}$$

Densidade de batida: O cilindro de medição contendo o peso conhecido de nanoesponjas foi batido durante um tempo fixo. Mediu-se o volume mínimo ocupado na proveta e o peso da mistura [45]. A densidade de batida foi calculada utilizando a fórmula.

$$\text{Densidade na torneira} = \frac{\text{Massa de uma amostra em gm}}{\text{Volume da torneira ocupado pela amostra (ml)}}$$

Rácio de Hausner:

Um índice semelhante foi definido pelo rácio de Hausner,

$$\text{Rácio de Hausner} = \frac{\text{Densidade de rosca}}{\text{Densidade aparente}}$$

Índice de Carr:

O valor da compressibilidade ou do índice de Carr das nanoesponjas foi calculado de acordo com a seguinte equação.

$$\text{Índice de Carr} = \frac{\text{Densidade aparente - densidade aparente}}{\text{Densidade de rosca}} \times 100$$

Ângulo de repouso:

O ângulo de repouso da mistura de pós foi determinado utilizando o método do funil. O pó pesado com exatidão foi colocado num funil. A altura do funil foi ajustada de modo a que a ponta do funil tocasse apenas o ápice do monte de pó [46]. O diâmetro do cone de pó foi medido e o ângulo de repouso foi calculado utilizando a seguinte equação.

$\tan \theta = h/r$

Onde h e r são a altura e o raio do cone de pó.

Avaliação de nanoesponjas:

Aspeto físico:

O aspeto físico das nanoesponjas preparadas foi observado visualmente. Observou-se um pó esponjoso branco. O aspeto esférico das nanoesponjas depende da viscosidade da solução de polímero.

Rendimento da produção:

O rendimento da produção pode ser determinado calculando o peso inicial da matéria-prima e o peso final das nanoesponjas carregadas com o fármaco [47]. O rendimento da produção foi determinado pela seguinte fórmula,

$$\text{Rendimento da produção} = \frac{\text{Massa de partículas de nanoesponjas}}{\text{Massa teórica das nanoesponjas}} \times 100$$

Eficiência do aprisionamento de drogas:

Foram pesados com exatidão 10 mg de nanoesponjas, suspensas em 100 ml de solução tampão de fosfato pH 7,4. Em seguida, a solução foi filtrada através de papel de filtro e, a partir do filtrado, foram feitas diluições adequadas e a absorvância foi medida a 232 nm utilizando um espetrofotómetro UV-visível [48]. A eficiência do aprisionamento foi calculada de acordo com a fórmula

Teor real de fármaco nas nanoesponjas = Eficiência de aprisionamento do fármaco / Teor teórico de fármaco × 100

Teor real da droga:

Uma quantidade equivalente (10 mg) de nanoesponjas com fármaco, pesada com precisão, foi mantida em 100 ml de solução de tampão fosfato com pH 7,4 durante uma hora, com agitação contínua. As amostras filtradas foram analisadas a 232 nm, juntamente com o branco, utilizando o espetrofotómetro de UV-visível.

Teor real de droga (%) = (Nact / Nms) * 100

Onde ,Nact = teor real de Etoricoxib na quantidade pesada de nanoesponjas,

Nms = quantidade pesada de nanoesponjas e

Nthe = teor teórico de Etoricoxib nas nanoesponjas.

Estudo do inchaço:

As nanoesponjas preparadas são embebidas num solvente aquoso para determinar o inchaço e a absorção de água [49]. O inchaço e a absorção de água são calculados de acordo com a fórmula.

Absorção de água = Marcação do cilindro num determinado momento/ Marcação inicial antes da imersão $\times 100$

$$\text{Índice de inchaço} = \frac{\text{Massa do hidrogel após 72 horas}}{\text{Massa inicial do polímero}} \times 100$$

Espectroscopia de infravermelhos com transformada de Fourier (FTIR):

A formulação optimizada das nanoesponjas foi realizada no estudo FTIR. As nanoesponjas foram misturadas com brometo de potássio (Kbr) em proporções de 1:90 e comprimidas com a ajuda do pellet em 15 toneladas de pressão aplicada [50]. O espetro FTIR do lote de formulação de nanoesponjas foi registado na gama de comprimentos de onda de 4000 a 400 cm-1. Foram registadas as alterações nos picos principais dos espectros das nanoesponjas optimizadas.

Calorimetria diferencial de varrimento (DSC):

O lote optimizado de nanoesponjas foi selecionado para estudo posterior. Foi obtido um termograma do lote da formulação optimizada de nanoesponjas utilizando a calorimetria de varrimento diferencial [51]. As amostras de nanoesponjas foram mantidas num recipiente de alumínio, selado e aquecido a uma taxa constante de 10°C/min numa gama de temperaturas de 40 a 400°C. Através da purga de azoto com um caudal de 100 ml/min.

Tamanho das partículas

O tamanho médio das partículas das nanoesponjas resultantes foi determinado por um analisador dinâmico de dispersão de luz.

Índice de polidispersibilidade:

O índice de polidispersão (PDI) é um índice de dispersão ou variação da largura da distribuição do tamanho das partículas. O PDI pode ser determinado por um instrumento de dispersão dinâmica da luz. Os valores mais baixos de PDI são observados em amostras monodispersas, enquanto os valores mais elevados de PDI indicam a distribuição do tamanho das partículas e a natureza polidispersa da amostra. A PDI pode ser calculada utilizando a seguinte equação [52].

$PDI = \Delta D / D_{(avg}$

Em que D é a distribuição doada por SD e D_{avg} é o tamanho médio das partículas.

Potencial zeta:

O potencial zeta foi medido para determinar a velocidade de movimento das partículas num campo elétrico e a carga das partículas.

As nanoesponjas foram diluídas 10 vezes com água destilada e analisadas por um analisador.

Microscopia eletrónica de varrimento (SEM):

O SEM é utilizado para a caraterização estrutural pormenorizada das partículas e das estruturas morfológicas das nanoesponjas. A amostra foi depositada numa lâmina de vidro e mantida sob vácuo [53]. As amostras foram revestidas com uma fina camada de ouro/paládio utilizando uma unidade de revestimento por pulverização catódica de microscopia eletrónica de varrimento. O microscópio eletrónico de varrimento funcionou com uma tensão de aceleração de 15kV.

11. CONCLUSÃO:

Em conclusão, com base nos estudos efectuados, as nanoesponjas são uma nova classe de sistemas de administração de fármacos utilizados para aumentar a solubilidade de fármacos pouco solúveis em água. As nanoesponjas surgiram como uma ferramenta revolucionária em vários domínios, oferecendo vantagens sem paralelo na administração de medicamentos, no diagnóstico e em aplicações biomédicas. Esta panorâmica realçou a importância das técnicas de processamento, das aplicações e dos métodos de avaliação para aproveitar o potencial das nanoesponjas [54]. A versatilidade das nanoesponjas, associada às suas propriedades únicas, abriu novas vias para a terapia orientada, a libertação controlada e as aplicações de diagnóstico. medida que a investigação neste domínio continua a evoluir, espera-se que as nanoesponjas venham a desempenhar um papel fundamental na transformação do panorama dos cuidados de saúde e da medicina. As futuras direcções da investigação sobre nanoesponjas devem centrar-se no aumento da produção, na exploração de novas aplicações e na resolução dos desafios regulamentares. Deste modo, será possível concretizar todo o potencial das nanoesponjas, conduzindo a melhores resultados nos cuidados de saúde e a uma melhor qualidade de vida [55].

12. REFERÊNCIAS:

1. Naga S., e Sravanthi L., "Nanosponges: Um sistema versátil de entrega de medicamentos". Revista Internacional de Pesquisa em Farmácia e Ciências da Vida, 2013; 4(8): 2920-2925
2. Patil M. P. e Targe B. M., "Nanosponges: Um sistema emergente de entrega de medicamentos". Revista Internacional de Farmácia Institucional e Ciências da Vida, 2015; 5(6): 160-174.
3. Subramanian S., Singireddy A., Krishnamoorthy K., Rajappan M., "Nanosponges: Uma nova classe de sistema de entrega de medicamentos - Revisão". Journal of Pharmaceutical Science, 2012; 15(1): 103-111.
4. Kaur G., Agrawal G., "Nanosponges: New Colliodal Drug Delivery System for Topical Delivery,", 2015; 5(1): 53-57.
5. Kamal S., SarabjeetS., Ajay A., Sanju N., "Transdermal Gel: Um veículo alternativo para a entrega de medicamentos". Revista Internacional de Produtos Químicos Farmacêuticos e Ciências Biológicas, 2013; 3(3): 495-503.
6. Behera A., Barik B., "Formulação e avaliação de nanopartículas de policaprolactona carregadas com isoniazida". Journal of Pharmacy Research, 2012; 5(2): 798-802. www.wjpr.net Vol 9, Issue 12, 2020.
7. Kamal S., SarabjeetS., Ajay A., Sanju N., "Transdermal Gel: Um veículo alternativo para a entrega de medicamentos". Revista

Internacional de Produtos Químicos Farmacêuticos e Ciências Biológicas, 2013; 3(3): 495-503.

8. Srinivas P., Reddy A. J., "Formulation and Evaluation of Isoniazid Loaded Nanosponges for Topical Delivery", Pharmaceutical Nanotechnology, 2015; 68-73.
9. Swaminathan S., Pastero L., Serpe L., Trotta F., "Cyclodextrin-Based Nanosponges Encapsulating Camptothecin, Physicochemical Characterization, Stability & cytotoxicity", European Journal of Pharmaceutics' and Biopharmaceutics, Elsevier science Diret, 2010; 193-201.
10. Lachman L, Liberman H. A., Kaing J. L., "The Theory & Practise of Industrial Pharmacy, Varghese publication house Mumbai," 3ª edição, 1987; 480-481.
11. Aldawsari M., "Conceção e formulação de um hidrogel tópico que integra nanoesponjas carregadas de erva-cidreira com um efeito antifúngico melhorado; avaliação in vitro/in vivo". Revista Internacional de Nanomedicina, 2015; 10: 893-902.
12. Lembo D., Swaminathan S., Donalisio M., "Encapsulation of Acyclovir in New carboxylated Cyclodextrin-Based Nanosponges Improve the Agent's Antiviral Efficacy", Elsevier Science Diret, 2013; 262-272.
13. Mendes C., Mesrelles G. C., Assreuy J., "Nansponges de Norfloxacina à Base de Ciclodexrina: Aumento da Permeação Intestinal e Melhoria da Atividade Antibacteriana", Journal of Drug Delivery Science and Technology, 2018; 1-14.

14. Raja CH. N. V., Kumar G. K. e Kotapati A., "Fabrication and Evaluation of Ciprofloxacin Loaded Nanosponges for Sustained Release", International Journal of Research in Pharmaceutical and Nanoscience, 2013; 1(1): 1-9.

15. Gangadharappa H. V., Chandra Prasad S. V., Singh R. P., "Formulação, avaliação in vitro e in vivo do hidrogel de nanoesponjas de celecoxib para aplicação tópica". Jornal de Ciência e Tecnologia de Entrega de Medicamentos, 2017; 1-48.

16. Nasir S., Muhammad I., Amjad H., "Desenvolvimento e avaliação da formulação de nanoesponjas à base de andaimes para entrega controlada de medicamentos de naproxeno e ibuprofeno", revista tropical de pesquisa farmacêutica, 2018; 17 (8): 1465-1474.

17. Thakre A. R., Ghosle Y. N., Kasilwal R. H., "Nanosponges: A Novel Approach of Drug Delivery System", Journal of Medical & Allied Sciences, 2016; 87-92. www.wjpr.net Vol 9, Issue 12, 2020. Agrawal et al. Jornal Mundial de Investigação Farmacêutica 287.

18. Bose S. C., Ravouru N., Daminenian S., "Formulação e avaliação de nanoesponjas carregadas com lansprazol", Turk Journal of Pharm Sci, 2016; 13(3): 304-310.

19. Sachan A., Gupta A., Arora M., "Formulação e caraterização de gel baseado em transportador lipídico nanoestruturado (NLS) para entrega tópica de etoricoxib", Journal of Drug Delivery & Therapeutic, 2016; 6 (2): 4-13.

20. Kehserwani R., Sachan A. e Arora M., "Formulação e avaliação de gel tópico de etoricoxib baseado em nanopartículas sólido-lipídicas (SLN)". Journal of Applied Pharmaceutical Science, 2016; 4(1): 124-131.

21. Bolmal UB, Manvi FV, Rajkumar K, Palla SS, Paladugu A, Reddy KR. Avanços recentes em nanoesponjas como sistema de entrega de medicamentos. Int J Pharm Sci Nanotechnol 2013;6:1934-44.

22. Ahmed RZ, Patil G, Zaheer Z. Nanosponges - um nano-horizonte completamente novo: aplicações farmacêuticas e avanços recentes. Drug Dev Ind Pharm 2013;39:1263-72.

23. Shringirishi M, Prajapati SK, Mahor A, Alok S, Yadav P, Verma A. Nanosponges: a potential nanocarrier for novel drug delivery - a review. Asian Pacific J Trop Disease 2014;4:19-26.

24. Susmitha, Charanjit, V Manisha Reddy, Naveena, V Ram Mohan Gupta. Nanosponges - uma revisão concisa das tendências emergentes. Int J Pharm Res Biomed Anal 2014;3:1-6.

25. Challa R, Ahuja A, Ali J, Khar RK. Ciclodextrinas na administração de medicamentos: uma revisão actualizada. AAPS PharmSciTech 2005;6:E329-57.

26. Selvamuthukumar S, Anandam S, Krishnamoorthy K, Rajappan M. Nanosponges: a novel class of drug delivery system-review. J Pharm Sci 2012;15:103-11.

27. Trotta F, Zanetti M, Cavalli R. Nanoesponjas à base de ciclodextrina como transportadores de medicamentos. Beilstein J Org Chem 2012;8:2091-9.

28. Farooq SA, Saini V. Aplicação de um novo sistema de administração de medicamentos na farmacoterapia da hiperlipidemia. J Chem Pharm Sci 2013;6:138-46.

29. Trotta F, Dianzani C, Caldera F, Mognetti B, Cavalli R. A aplicação de nanoesponjas na administração de medicamentos

contra o cancro. Opinião de peritos sobre a administração de medicamentos 2014;11:931-41
30. Gidwani B, Vyas A. Uma revisão abrangente dos transportadores à base de ciclodextrina para a entrega de medicamentos quimioterapêuticos citotóxicos anticancerígenos. BioMed Res Int 2015;15:1-15.
31. Vyas A, Saraf S, Saraf S. Cyclodextrin based novel drug delivery systems. J Inclusion Phenom Macrocyclic Chem 2008;62:23-42.
32. Naga SJ, Nissankararao S, Bhimavarapu R, Sravanthi S, Vinusha K. Nanosponges: um sistema versátil de administração de medicamentos. Int J Pharm Life Sci 2013;4:2920-5.

33. Gunged S, Erdal MS, Aksu B. Novas estratégias de formulação na terapia antifúngica tópica. J Cosmet Dermatol Sci Appl 2013;3:56.

34. Trotta F. Nanoesponjas de ciclodextrina e suas aplicações. Cyclodextrins in pharmaceutics, cosmetics, and biomedicine. Aplicações industriais actuais e futuras 2011. P. 323-42.

35. Vyas SP, Khar RK. Libertação orientada e controlada de fármacos - Novos sistemas de transporte: Molecular basis of targeted drug delivery. CBS Publishers and Distributors: Nova Deli: 38-40.

36. Naga S J, Nissankararao S, Bhimavarapu R, Lakshmi S S, Vinusha K. Nanosponges: Um sistema versátil de entrega de medicamentos. Int J Pharm Life Sci.2013; 4 (8): 2920-5.

37. Reddy NN, Parusha S, Ayyanna, Lavanya, Kumar U, Priyanka. Fabrico e caraterização de gel de nanoesponja carregado com itraconazol. World J Pharm Res. 2019; 5(8): 1184-204.

38. Simranjot K, Sandeep K. Nanosponges: Aspectos actuais e desafios futuros. Indo Ame J Pharm Sci. 2018: 5(9): 9390-8.

39. Ghurghure SM, Pathan MSA, Surwase PR. Nanoesponjas: Uma nova abordagem para um sistema de administração de medicamentos direcionado. Estudos Int J Chem. Volume 2; Edição 6; novembro de 2018; 2(6): 15-23.

40. S. Swaminathan, P.R. Vavia, F. Trotta, R. Cavalli, S. Tumbiolo, L. Bertinetti, et al. Evidência estrutural de formas diferenciais de nanoesponjas de beta-ciclodextrina e seu efeito na solubilização de um fármaco modelo J. Inclusion Phenom. Macrocycl. Chem., 76 (1) (2013), pp. 201-211.

41. P.S. Ahire, D.S. Bhambere, M.P. Patil, S.J. Kshirsagar Avanços recentes nas nanoesponjas como sistema de administração de medicamentos IndianJ. Drugs, 8 (1) (2020), pp. 8-17.

42. S. Swaminathan, R. Cavalli, F. Trotta, P. Ferruti, E. Ranucci, I. Gerges, et al. Modulação da libertação in vitro e estabilização conformacional de uma proteína modelo utilizando nanoesponjas de poliamidoamina incháveis de β-ciclodextrina J. Inclusion Phenom. Macrocycl. Chem., 68 (1) (2010), pp. 183-191.

43. E.K. Patel, R. Oswal Nanoesponja e microesponjas: um novo sistema de administração de medicamentos IJRPC, 2 (2012), pp. 237-244.

44. S. Swaminathan, L. Pastero, L. Serpe, F. Trotta, P. Vavia, D. Aquilano, et al. Nanoesponjas à base de ciclodextrina que encapsulam camptotecina: caraterização físico-química, estabilidade e citotoxicidade Eur. J. Pharm. Biopharm, 74 (2) (2010), pp. 193-201.

45. J.A. Girigoswami A, K. Girigoswami Aplicações versáteis de nanoesponjas no domínio biomédico: um vislumbre do SARS-CoV-2 management Bio Nanoscience, 12 (3) (2022), pp. 1018-1031 Google Scholar.

46. K. Tiwari, S. Bhattacharya A ascensão das nanoesponjas como veículo de administração de medicamentos: preparação, caraterização e aplicações J. Mater. Sci. Mater. Med., 33 (3) (2022), p. 28 Google Scholar.

47. Trotta, M. Zanetti, R. Cavalli Nanoesponjas à base de ciclodextrina como transportadores de fármacos Beilstein J. Org. Chem., 8 (2012), pp. 2091-2099.

48. R. Sharma, R. Walker, K. Pathak Avaliação da cinética e do mecanismo de libertação do fármaco do hidrogel de carbapol carregado com nanoesponja de nitrato de econazol Indian J. Pharmaceutical Educ. Research, 45 (2011), pp. 25-31.

49. S. Swaminathan, P.R. Vavia, F. Trotta, S. Torne Formulação de nanoesponjas de itraconazol à base de betaciclodextrina J. Inclusion Phenom. Macrocycl. Chem., 57 (1) (2007), pp. 89-94.

50. Setijadi, L. Tao, J. Liu, Z. Jia, C. Boyer, T.P. Davis Polímeros em estrela biodegradáveis funcionalizados com complexos de inclusão de beta-ciclodextrina Biomacromolecules, 10 (9) (2009), pp. 2699-2707.

51. S. Ghurghure, M. Pathan, P. Surwase Nanosponges: Uma nova abordagem para o sistema de entrega de medicamentos direcionados (2018) 2581-348.

52. Amani, A. Rezaei, M.S. Kharazmi, S.M. Jafari Carregamento de ácido ferúlico em nanoesponjas de β-ciclodextrina; atividade antibacteriana, libertação controlada e aplicação em sumo de romã como agente copigmentante Colloids Surf. A Physicochem. Eng. Asp., 649 (2022), Artigo 129454.

53. L. Lamy, M. François, L. Bezdetnaya, I. Yakavets Phototoxicity of temoporfin-loaded cyclodextrin nanosponges in stroma-rich three-dimensional models of head and neck cancer Eur. J. Pharm. Biopharm, 184 (2023), pp. 1-6.

54. D. Desai, P. Shende B-Cyclodextrin-crosslinked synthetic neuropeptide Y-based nanosponges in epilepsy by contributing GABAergic signal Nanomed. Nanotechnol. Biol. Med., 45 (2022), Artigo 102594.

55. M.A. Hafiz, M.A. Ghauri, N. Abbas, T. Hussain, N.I. Bukhari Desenvolvimento de um transportador de hidrogel direcionado para o colo do útero para nanoesponjas carregadas com carboplatina: avaliação in-vitro e ex-vivo J. Drug Deliv. Sci. Technol., 84 (2023), Artigo 104472.

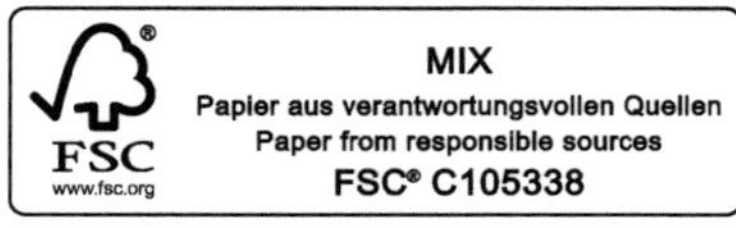

Printed by Books on Demand GmbH, Norderstedt / Germany